BEI GRIN MACHT SICH IHR WISSEN BEZAHLT

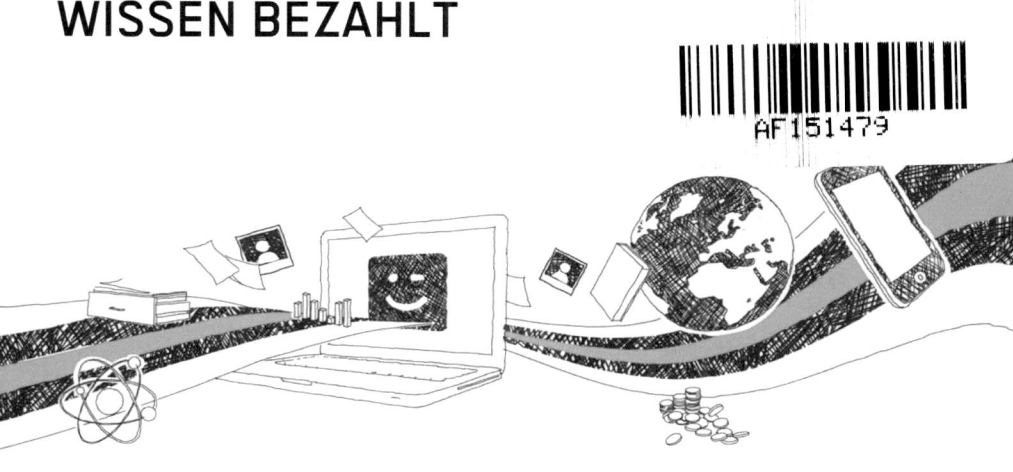

- Wir veröffentlichen Ihre Hausarbeit,
  Bachelor- und Masterarbeit

- Ihr eigenes eBook und Buch -
  weltweit in allen wichtigen Shops

- Verdienen Sie an jedem Verkauf

Jetzt bei www.GRIN.com hochladen
und kostenlos publizieren

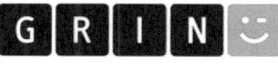

Bibliografische Information der Deutschen Nationalbibliothek:

Die Deutsche Bibliothek verzeichnet diese Publikation in der Deutschen National-
bibliografie; detaillierte bibliografische Daten sind im Internet über http://dnb.d-
nb.de/ abrufbar.

Impressum:

Copyright © 2016 GRIN Verlag, Open Publishing GmbH
Druck und Bindung: Books on Demand GmbH, Norderstedt Germany
ISBN: 9783668383845

Dieses Buch bei GRIN:

http://www.grin.com/de/e-book/351672/gesundheitsfoerderung-und-praevention-
im-betrieb

Suzana Stepanovic

Gesundheitsförderung und Prävention im Betrieb

GRIN Verlag

GRIN - Your knowledge has value

Der GRIN Verlag publiziert seit 1998 wissenschaftliche Arbeiten von Studenten, Hochschullehrern und anderen Akademikern als eBook und gedrucktes Buch. Die Verlagswebsite www.grin.com ist die ideale Plattform zur Veröffentlichung von Hausarbeiten, Abschlussarbeiten, wissenschaftlichen Aufsätzen, Dissertationen und Fachbüchern.

Besuchen Sie uns im Internet:

http://www.grin.com/

http://www.facebook.com/grincom

http://www.twitter.com/grin_com

Deutsche Hochschule für
Prävention und Gesundheitsmanagement
Hermann Neuberger Sportschule 3
66123 Saarbrücken

Einsendeaufgabe

Fachmodul: Gesundheitsförderung und Prävention in Lebenswelten

Studiengang: BA - Gesundheitsmanagement

Name, Vorname: Stepanovic, Suzana

Semester: **Wintersemester 2013**

Inhaltsverzeichnis

1 Analyse der Ausgangssituation

Zur Gesundheitsförderung gilt seit Ende der 1980er-Jahre der Settingansatz als zentrales Instrument zur Umsetzung der Ottawa-Charta der Weltgesundheitsorganisation. Als „Setting" bezeichnet man ein sozialräumliches System, indem Menschen einen großen Teil ihrer Lebenszeit und ihres Alltags verbringen. Dies kann nach Familien, Kita, Schule, Kommune, Region, Stadt, Krankenhaus, Pflegeeinrichtung oder Unternehmen unterschieden werden. Um den Erfolg gesundheitsbezogener Interventionen zu überprüfen erfordert es angepasste und komplexe Strategien (Hartmann & Hessen, S.1).

Im Folgenden wird das Setting „Betrieb" gewählt.

1.1 Rahmenbedingungen

In Tabelle 1 werden die Rahmenbedingungen für den Betrieb „XYZ Training L." dargestellt.

Tab. 1: Rahmenbedingungen des Betriebs „XYZ Training L."

Name der Institution	XYZ Training L.
Art der Institution	XYZ Training ist eine Fitnesskette, die ein gesundheitsorientiertes Krafttraining als Prävention und Therapie nach eigenem Konzept anbietet.
Branche	Gesundheitsbranche
Standort	Ergolding
Größe der Institution	ca. 500 qm
Öffnungszeiten	Montag bis Freitag von 07:30 Uhr bis 21:30 Uhr & Samstag, Sonntag sowie Feiertage 09:00 Uhr bis 18:00 Uhr.
Arbeitszeiten	Montag bis Freitag: Frühschichtbeginn ab 07:30 Uhr bis 14:30 Uhr, Spätschichtbeginn ab 14:30 Uhr bis 21:30 Uhr mit jeweils 30 Minuten Pause Samstag, Sonntag sowie Feiertage: Schicht 1: 09:00 Uhr bis 16:30 Uhr mit 30 Minuten Pause Schicht 2: 10:30 Uhr bis 18:00 Uhr mit 30Minuten Pause

1.2 Personengruppen im gewählten Setting

Im Folgenden werden zwei Personengruppen des Betriebs „XYZ Training L." dargestellt. Die erste Personengruppe besteht aus dem Geschäftsführer bzw. Geschäftsleiter und dem Betriebsleiter. Die zweite Personengruppe besteht aus den Instruktoren/Trainern des Studios.

Tab. 2: Darstellung der Personengruppen

	Personengruppe 1	Personengruppe 2
Anzahl	2 Personen: Geschäftsführer und Betriebsleiter	9 Personen: Instruktoren/Trainer
Altersstruktur	30 und 43	20 bis 48
Geschlechter-verhältnis männlich zu weiblich	1:0	2:7
Alltagssituation bzw. berufliche Tätigkeit	Nach dem Handbuch für Führung (2005, S.64) hat der Betriebsleiter folgende Aufgaben: - Stellt sicher, dass der XYZ Training Standard im Betrieb umgesetzt wird - Plant den Personaleinsatz - Hat Kompetenz in der EDV-Anwendung Nach dem Handbuch für Führung (2005, S.64-65) hat der Geschäftsleiter/-führer folgende Aufgaben: - Stellt Personal ein und entwickelt es gemäß Fähigkeiten - Plant und führt Marketingmaßnahmen durch - Legt die Jahresziele fest und kontrolliert deren Erreichung	Nach dem Handbuch für Führung (2005, S.64) hat ein Instruktor folgende Aufgaben: - führt begleitete Trainings durch - stellt die Trainingsqualität im Trainingsraum sicher - nimmt Anrufe entgegen - trägt Termine ein - empfängt Kunden - schließt Verträge ab und legt Zahlungsmordalitäten fest - eröffnet alle Kunden administrativ in der EDV - kontrolliert die Sauberkeit und Ordnung in den Umkleide- und
Alltagssituation bzw. berufliche		

4

Tätigkeit	- Stellt das langfristige Gedeihen des Betriebs sicher - Schafft ein förderliches Umfeld für den Betrieb	Trainingsbereichen
Fazit der Alltagssituation bzw. der beruflichen Tätigkeit	Zur Alltagssituation bzw. der beruflichen Tätigkeit eines Betriebsleiters kann man sagen, dass sich dieser viel mit dem XYZ Training Standard auseinandersetzt und versucht, diesen auch umzusetzen. Der Betriebsleiter hat zudem ausreichend Kompetenz mit EDV und ist daher derjenige, der Briefe an Kunden schreibt und somit auch den Kundenkontakt pflegt. Der Geschäftsführer/-leiter kümmert sich um den Betrieb und sein Personal. Er muss also darauf achten, welche Aufgaben wem zugeteilt werden und wie der Betrieb mehr Kunden gewinnt und Umsatz macht. Die Tätigkeit von Betriebsleiter und Geschäftsführer ist vor allem eine sitzende Tätigkeit.	Allgemein ist zu sagen, dass alle Instruktoren an der Rezeption und auf der Trainingsfläche tätig sind. Somit sind sie diejenigen die den größten Kundenkontakt haben und pflegen können. Zudem sammeln sie viel Erfahrung im Thema Anatomie und Krankheiten, da sie bei den Trainings durch den Kunden etwas Neues lernen. Dies ist vor allem eine stehende Tätigkeit.

1.3 Analyse gesundheitsbezogener Daten

In Tabelle 3 wird für beide Personengruppen die allgemeine Datenlage zur jeweiligen Gesundheitssituation analysiert.

Tab. 3: Analyse der allgemeinen Datenlage zur Gesundheitssituation

	Personengruppe 1	Personengruppe 2
Krankheits-arten bzw. Gesundheits-probleme	Folgende Krankheiten bzw. Gesundheits-probleme können bei Personengruppe 1 auftreten: - Stoffwechselerkrankungen - Herz-Kreislauf-Erkrankungen - Gestörte Blutzirkulation und somit Beinvenen, Thrombose etc. - Haltungsschäden (Gutmann, 2015) - Belastung der Halswirbelsäule, Nacken und Schultern und somit Verspannungen und Verkürzungen der betroffenen Muskulatur (Caffier & Liebers, 1996, S. 68)	Folgende Krankheitsarten bzw. Gesundheitsproble-me können bei Personen-gruppe 2 auftreten: - Krankheiten des Muskelskelettsys-tems, z. B. Rü-ckenschmerzen (Caffier & Liebers, 1996, S. 9) - Schlafstörungen durch Schichtar-beit (Wirts, Nachreiner, Beermann, Brenscheidt & Siefer, 2009, S. 1)
Fehlzeiten	9,2 Tage pro Jahr (Badura, Ducki, Klose, Meyer & Schröder, 2014, S. 344)	9,2 Tage pro Jahr (Badu-ra, Ducki, Klose, Meyer & Schröder, 2014, S. 344)
Branchen- oder tätig-keitsbezoge-nen Gesund-heitsbelas-tung	Keine	Keine

Die Krankheitsarten bzw. Gesundheitsprobleme bei Personengruppe 1 (Geschäftsführer und Betriebsleiter) können vor allem wegen der sitzenden Tätigkeit auftreten. Durch das ständige Sitzen funktioniert der Blutkreislauf nicht mehr entsprechend und aus diesem Grund ist es möglich, dass vor allem in den Beinen die Blutzirkulation nicht mehr optimal funktioniert. Durch die mangelnde Bewegung am Arbeitsplatz erhöht sich auch das Risiko für Herz-Kreislauf-Erkrankungen. Ein großes Manko des langen Sitzens ist vor allem die Haltungsschwäche. Damit verbunden sind Verkürzungen, Verspannungen in Nacken und Schulter und dadurch auch Spannungskopfschmerzen.

Personengruppe 2 – die Instruktoren – verrichtet ihre Arbeit im Stehen bis zu sieben Stunden täglich. Daher ist es auch nicht auszuschließen, dass Erkrankungen des Muskel-Skelett-Systems auftreten, wie z. B. Rückenschmerzen und Bandscheibenschäden. Zudem treten bei Personengruppe 2 Schlafstörungen auf. Dies geschieht durch die Schichtarbeit. Wenn sie jeden Tag eine andere Schicht haben, wie z.B. Montag Spätschicht und Dienstag Frühschicht, ist die Pause, die sie in der Zwischenzeit haben, nicht ausreichend um genügend Schlaf zu bekommen. Wenn sich solche Tage anhäufen, kann es allmählich zu Schlafstörungen kommen.

1.4 Ableitung von Handlungsschwerpunkten

Im Folgenden werden auf der Grundlage der Analyse von 1.3 jeweils zwei Handlungsschwerpunkte für Maßnahmen der Gesundheitsförderung und Prävention dargestellt und deren Auswahl begründet.

Tab. 4: Darstellung zweier Handlungsschwerpunkte

	Personengruppe 1	Personengruppe 2
Erster Handlungsschwerpunkt	Die Förderung des persönlichen Gesundheitsverhaltens durch Bewegung	Zielgerichtete Interventionen zur Prävention von Muskel-Skelett-Erkrankungen am Arbeitsplatz durch Bewegung
Zweiter Handlungsschwerpunkt	Förderung gesundheitsgerechter Bedingungen im Betrieb durch Entspannung	Angebote für alle Beschäftigten im Rahmen der Gesundheitsprävention durch Entspannung
Begründung Begründung	Argument 1: Verbesserung des Wohlbefindens Argument 2: Vorbeugung von Krankheiten Argument 3: Unterstützung der Heilung bei bereits eingetretenen Krankheiten	Argument 1: Unterstützung der Regeneration in den Arbeitsprozess bei längeren Arbeitsausfällen Argument 2: besserer Umgang mit Belastungen Argument 3: gesünderes Verhalten am Arbeitsplatz

2 Schwerpunktthema für ein Projekt zur Gesundheitsförderung im gewählten Setting

Als Zielgruppe für ein Gesundheitsförderungsprojekt im Betrieb XYZ Training L. wird Personengruppe 1 gewählt, da sich der Geschäftsführer/-leiter und der Betriebsleiter am wenigsten in ihrem Arbeitsalltag bewegen als die Instruktoren. Diese verrichten nämlich ihre Arbeit im stehen und langsamen gehen. Aus diesem Grund wird hier Personengruppe 1 herangezogen.

Das Gesundheitsförderungsprojekt lautet „Genügend Bewegung am Arbeitsplatz". Durch das Projekt wird das persönliche Gesundheitsverhalten bzw. Bewegungsverhalten gefördert. Die Ausgangssituation sieht wie folgt aus: Viel sitzen, gebückte Haltung beim Sitzen und dadurch Nackenverspannungen, Spannungskopfschmerz, verkürzte Muskulatur in der Hals- und Lendenwirbelsäule, Mangelversorgung der Bandscheiben und Sehnenscheidenentzündungen durch Schreibarbeit am PC. Wegen all dieser Kriterien ist es für den Betriebs- und Geschäftsleiter von großer Wichtigkeit, dass sie sich in ihrem Arbeitsalltag mehr bewegen um Beschwerden zu lindern und vorzubeugen.

In der folgenden Abbildung werden Zielsetzungen für das Gesundheitsförderungsprojekt „Genügend Bewegung am Arbeitsplatz" dargestellt.

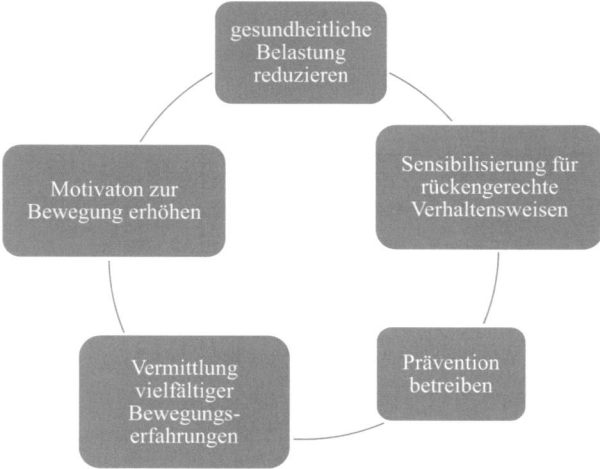

Abb. 1: Zielsetzungen für das Gesundheitsförderungsprojekt

All die Ziele in Abbildung 1 sollen und können von Personengruppe 1 erreicht werden, wenn das Projekt ernst genommen und durchgesetzt wird. Die Ziele sind dafür da, um die momentane Ausgangssituation zu verbessern bzw. komplett zu verändern. Wenn man nämlich Personengruppe 1 Bewegungen und Übungen vermittelt, mit denen sie lernen, Beschwerden (Verspannungen, Bandscheibenleiden etc.) zu lindern und/oder zu beseitigen, kann dies die Arbeitsweise um einiges verbessern.

3 Recherche Modellprojekt

3.1 Darstellung eines Modellprojekts

Im Folgenden wird das Modellprojekt „Entwicklung von Modellprojekten zur betrieblichen Gesundheitsförderung" untersucht.

Tab. 5: Darstellung eines Modellprojekts

Titel des Modellprojekts	Entwicklung von Modellprojekten zur betrieblichen Gesundheitsförderung
Projektlaufzeit	1996 bis 1999
Initiatoren Initiatoren	- Fachhochschule Magdeburg - AOK - Universitätsklinikum Magdeburg
Ausgangssituation und Ziele	Ziel ist es, modellhaft und wissenschaftlich zu untersuchen, ob und welche verhaltens- und verhältnispräventiven Maßnahmen unter welchen Rahmenbedingungen geeignet sind, den Gesundheitszustand der Mitarbeiter zu verbessern. Zudem sollen die Ergebnisse anderen Unternehmen die Möglichkeit geben ebenfalls gesundheitsfördernde Maßnahmen erfolgreich zu implementieren.
Methoden bzw. Projektaufbau und –ablauf	1. Untersuchung der repräsentativen Mitarbeitergruppen. Ausgewählt wurden Mitarbeiter, deren Arbeitsgebiete in den vergangenen Jahren erheblich Veränderungen unterworfen waren: - Bildschirmarbeitsplätze in Verwaltungsbereichen - Bildschirmarbeitsplätze in der Netzleitstelle - Technisch-gewerbliche Mitarbeiter 2. Durchführung einer dreistufig aufgebauten Untersu-

9

	chung vor Ort am Arbeitsplatz
	- Fragebogen
	- Ärztliche Untersuchung
	- Beratung
Projektevalu- **ation/Ergebnisse**	Im Allgemeinen empfinden Frauen die tägliche Arbeitssituation belastender als die männlichen Kollegen. Sie arbeiten mit hohem Zeitdruck, hoher Verantwortung und die Arbeit ist wenig abwechslungsreich. Verwaltungsbereich: - Hohes Arbeitstempo - Zeitdruck - Termindruck - Belastung wegen häufigen Unterbrechungen durch das Telefon - Gedanken über die Arbeit nach der Arbeit
Projektevalu- **ation/Ergebnisse**	- Angst, etwas vergessen zu haben - Müde und erschöpft - Unbefriedigt bedrückt Netzleitstelle - Hochgradig standardisierte Arbeit - Protokollübergabe bei Schichtwechsel - Stress an Stoßzeiten und bei Störungen - Widersprüche und Ansprüche - Gestaltung der eigenen Arbeit Technisch-gewerbliche Mitarbeiter (Regionalmonteure) - Gedanken über die Arbeit nach der Arbeit - Angst, etwas vergessen zu haben - Widersprüche und Ansprüche - kaum müde und erschöpft - kaum Stress Aus den Ergebnissen wird ersichtlich, dass sich aufgrund

	der unterschiedlichen Ausprägungen der Tätigkeiten unterschiedliche Belastungssituationen ergeben. Stress treten bei zwei Bereichen auf, die Auslöser und Ursachen sind jedoch unterschiedlich. Sehr deutlich zeigt, dass insbesondere Inhalt und Organisation der Tätigkeit entscheidenden Einfluss auf das Wohlbefinden der Mitarbeiter ausüben können.
Schlussfolgerungen für die Praxis	Folgendes spielt eine entscheidende Rolle beim Veränderungsprozess: - Veränderung der Arbeitsabläufe - Schaffung von Handlungssicherheit - Minimierung von Reibungsverlusten und störenden Einflüssen - Workshops zur Veränderung von Prozessen - verhaltens- und verhältnispräventiven Maßnahmen
Schlussfolgerungen für die Praxis	als offene Angebote Wenn all diese Punkte gegeben sind und konsequent durchgeführt werden, kann auf Dauer eine Veränderung in der Praxis gelingen.

3.2 Beurteilung der Methoden des Modellprojekts im gewählten Setting

Für das gewählte Setting „Betrieb" und für Personengruppe 1 ist eine Intervention von Nöten, da Gruppe 1 nur einseitige Bewegungen im Alltag durchführt. Demzufolge sind veränderte Arbeitsabläufe, Workshops zur Veränderung von Prozessen und verhaltens- und verhältnispräventive Maßnahmen notwendig, um den jetzigen Arbeitsalltag zu verändern bzw. zu verbessern. Um die momentane Ausgangssituation einzuschätzen, ist wie im Modellprojekt in Tabelle 5 erwähnt, ein Fragebogen, ärztliche Untersuchungen und eine Beratung sinnvoll. Denn nur wenn die Ausgangslage konkret ist, kann man die passenden Lösungen finden, um das bisherige Verhalten zu ändern. Mit der Umsetzung von passenden Übungen und Bewegungsabläufen werden der Geschäfts- und Betriebsleiter ihre Arbeit ohne gesundheitliche Probleme verrichten können.

4 Literaturverzeichnis

Badura B., Ducki A., Klose J., Meyer M. & Schröder H. (2014). *Fehlzeiten-Report-2014. Erfolgreiche Unternehmen von morgen – gesunde Zukunft heute gestalten.* Berlin Heidelberg: Springer

Beermann B., Brendscheidt F., Nachreiner T., Siefer A. & Wirtz A. (2009). *Lange Arbeitszeiten und Gesundheit.* Zugriff am 27.05.2016. Verfügbar unter http://www.baua.de/cae/servlet/contentblob/668716/publicationFile/47148/artikel20.pdf

Caffier G. & Liebers F. (2009). *Berufsspezifische Arbeitsunfähigkeit durch Muskel-Skelett-Erkrankungen in Deutschland.* Zugriff am 28.05.2016. Verfügbar unter http://www.baua.de/de/Publikationen/Fachbeitraege/F1996.pdf;jsessionid=6F7183576F CC7EE6D697248421815957.1_cid323?__blob=publicationFile&v=9

Gutmann J. (2015). *So schädlich ist Sitzen. Im Auto, vor dem Computer, auf den Sofa: Wir sitzen zu häufige und zu lange. Das steigert unter anderem das Risiko für Herz-Kreislauf-Krankheiten. Die Lösung: Mehr Bewegung im Alltag.* Zugriff am 24.05.2016. Verfügbar unter http://www.apotheken-umschau.de/Sport/So-schaedlich-ist-Sitzen-222941.html

Hartmann T. & Hesse J. (2001). *Der Settingansatz in der Prävention und Gesundheitsförderung.* Zugriff am 27.05.2016. Verfügbar unter https://www.apollon-hochschule.de/fileadmin/user_upload/PDF/ZKs_Probelektionen_neu/Probekapitel_Setting_Praevention_Gesundheitsfoerderung_PRAEH01_0313N01.pdf

XYZ Training AG (Juni 2005). *Handbuch Führung* (2. Auflage).Schweiz

Schuhmacher F. (1998). *Betriebliche Gesundheitsförderung bei der EVM Aktiengesellschaft. Im Rahmen eines Modellprojekts untersuchte die EVM die subjektive Belastung am Arbeitsplatz und den Gesundheitszustand von repräsentativen Mitarbeitergruppen.* Zugriff am 29.05.2016. Verfügbar unter http://www.shrm-consulting.de/pdf/bgEVMPersonal.pdf

5 Abbildungs- und Tabellenverzeichnis

5.1 Abbildungsverzeichnis

Abb. 1: Zielsetzung für das Gesundheitsförderungsprojekt

5.2 Tabellenverzeichnis

Tab. 1: Rahmenbedingungen des Betriebs „XYZ Training L."

Tab. 2: Darstellung der Personengruppen

Tab. 3: Analyse der allgemeinen Datenlage zur Gesundheitssituation

Tab. 4: Darstellung zweier Handlungsschwerpunkte

Tab. 5: Darstellung eines Modellprojekts

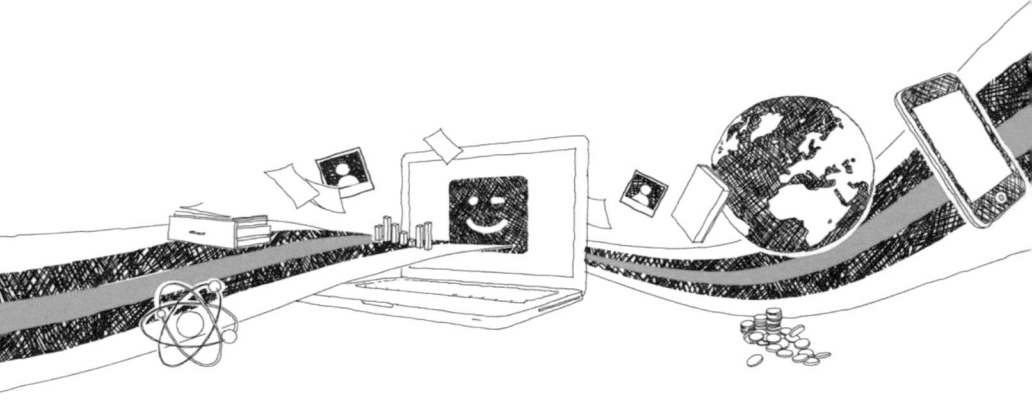